ALLOCUTION

PRONONCÉE PAR

M. L'ABBÉ DELALONDE

CHANOINE HONORAIRE, DOYEN DE LA FACULTÉ DE THÉOLOGIE

Au Mariage de M. Henri LE CARPENTIER

ET DE

Mademoiselle Alice MASSUE

DANS L'ÉGLISE SAINT-ROMAIN DE ROUEN

LE 8 NOVEMBRE 1883

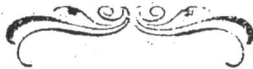

BOLBEC

IMPRIMERIE J. COURTIER

—

1884

ALLOCUTION

PRONONCÉE PAR

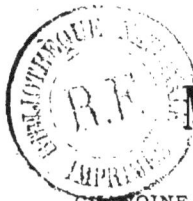

M. L'ABBÉ DELALONDE

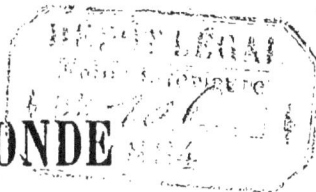

CHANOINE HONORAIRE, DOYEN DE LA FACULTÉ DE THÉOLOGIE

Au Mariage de M. Henri LE CARPENTIER

ET DE

Mademoiselle Alice MASSUE

DANS L'ÉGLISE SAINT-ROMAIN DE ROUEN

LE 8 NOVEMBRE 1883

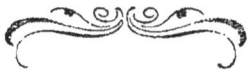

BOLBEC

IMPRIMERIE J. COURTIER

—

1884

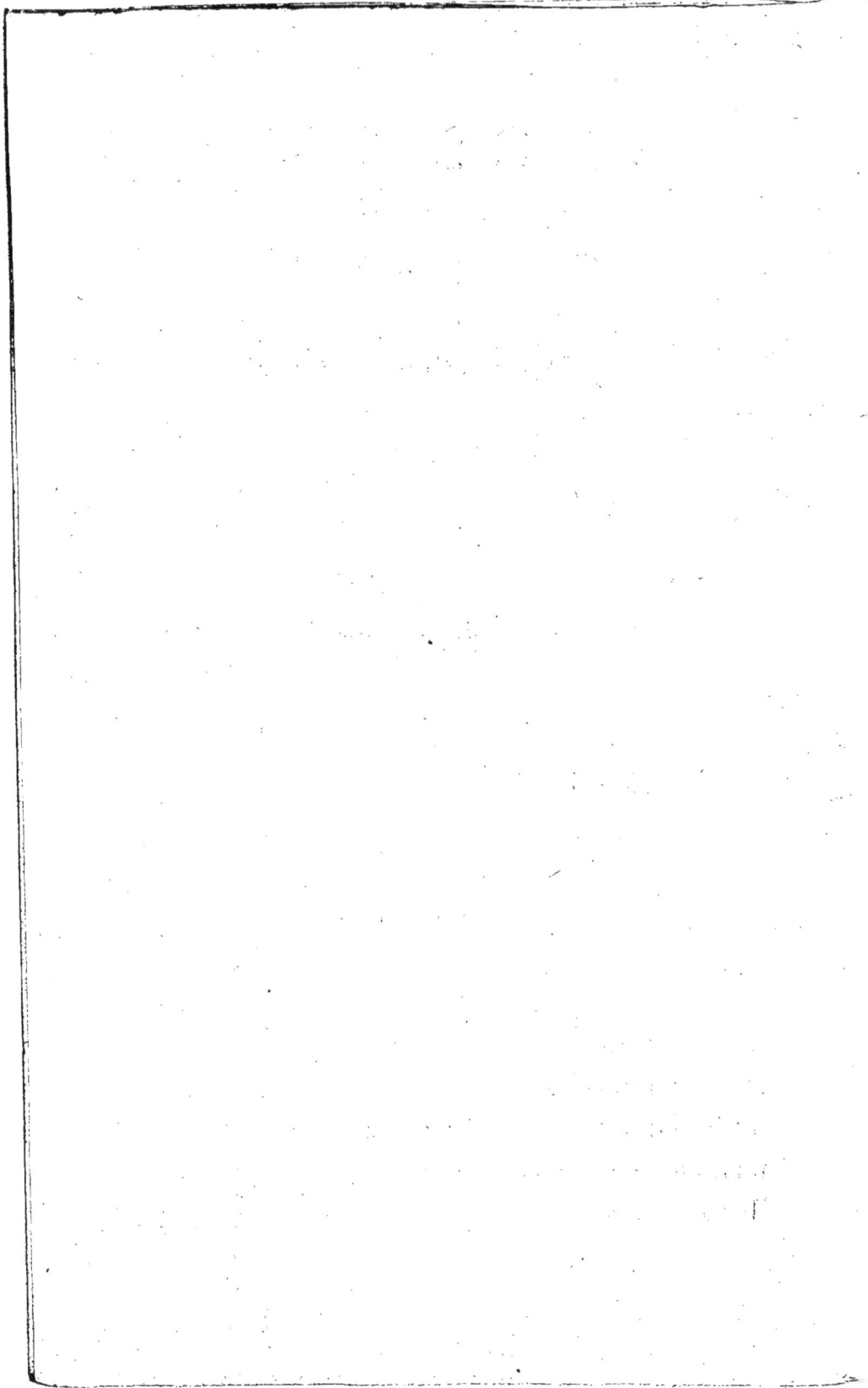

ALLOCUTION

PRONONCÉE PAR

M. L'ABBÉ DELALONDE

CHANOINE HONORAIRE, DOYEN DE LA FACULTÉ DE THÉOLOGIE

Au Mariage de M. Henri LE CARPENTIER

ET DE

Mademoiselle Alice MASSUE

DANS L'ÉGLISE SAINT-ROMAIN DE ROUEN

Le 8 Novembre 1883

———————

CHERS ÉPOUX,

Nous allons procéder tout à l'heure à l'acte solennel qui doit unir vos deux vies et donner à cette union une valeur sacramentelle. Or, l'oncle vénérable, qui est, à tous égards, le chef de sa famille, m'ayant prié d'être son interprète, je me plais à vous adresser les paroles que l'Eglise va mettre dans sa bouche, au commencement du divin sacrifice qu'il va offrir pour vous : « que le Dieu d'Israël vous unisse, et qu'il soit avec vous, lui qui a eu pitié de deux enfants uniques, et maintenant, Seigneur, faites qu'ils vous rendent de plus amples actions de grâces. » (Tobie, ch. VII et VIII).

Ces paroles, empruntées au livre de Tobie, qui est par excellence le livre de la famille, l'Eglise les a choisies, avec ce sens profond et mystérieux qu'elle a de la Sainte-Écriture et des convenances liturgiques : mais il me semble qu'elles ont pour vous plus encore que pour bien d'autres, une application particulièrement juste et consolante.

C'est à vous que je m'adresse d'abord, mon cher Henri : vous qui me fûtes confié par vos regrettés parents, lorsque vous commençâtes à affronter les luttes de la vie, vous dont j'ai partagé les sollicitudes, les joies et surtout hélas ! les tristesses. Certes, vous n'étiez point unique par la naissance : vous étiez le plus jeune et non le moins tendre fruit d'une union que Dieu avait bénie ; et, après ce rêve trop court qu'on nomme l'espérance, que de pénibles réalités, que de vides douloureux et récents ont assombri votre vie, et vous ont laissé dans un foyer désert, privé même, par un motif de sage affection, du seul objet qui pût encore vous consoler. Ah oui ! vous aviez, avec le Roi-Prophète, le droit de dire à Dieu :

« Jetez sur moi un regard de pitié, parce que je suis unique et malheureux, *quoniam unicus et pauper sum ego*. Eh bien, le Seigneur a eu pitié de votre isolement : du même coup, il vous donne une épouse, et à votre enfant une mère ; combien d'heureuses convenances attestent que « Dieu a été avec vous, » soit pour vous guider dans votre choix, soit pour en réaliser l'effet. Cette vierge chrétienne, qui va vous donner sa main, tremblante d'émotion, mais confiante au fond de l'âme, vous la recevez des mains d'un père honorable qui, ayant consacré sa vie aux nobles labeurs de l'enseignement, a voulu pour ses filles cette culture intellectuelle, qui est, avec la vertu, l'ornement le plus durable de la femme, et le gage d'une précoce maturité ! vous la recevez des mains d'une mère qui a veillé sur sa fille avec une tendre sollicitude, et qui lui a donné tout ensemble la leçon et le modèle des vertus domestiques : enfin, vous savez que, grâce à cette éducation, votre fiancée est aussi sérieuse dans ses habitudes et ses goûts, que vous l'avez pu juger sensible et aimante par nature. N'est-ce pas tout ce que vous pouvez désirer, et plus que vous n'osiez espérer, comme époux et comme père ? Aussi, j'aime à vous redire que « Dieu a eu pitié de vous et de votre enfant, comme de deux délaissés » *qui misertus es duobus unicis,* et que vous devez désormais, « le bénir avec plénitude » *fac eos plenius benedicere te.*

Et vous, Mademoiselle, à qui notre famille ouvre largement et ses bras et ses cœurs, n'avez vous pas aussi à reconnaître, dans ce jour solennel, l'assistance et la miséricorde du Seigneur à votre égard, et ne contractez-vous pas le devoir d'une ample action de grâces? Il est vrai, dans l'atmosphère si pure et si calme de la famille, rien ne vous avait manqué : vous aviez grandi, vous viviez entre trois amours, votre père, votre mère, votre sœur, et cela vous suffisait pleinement et vous disiez peut-être : « qui nous séparera? »

Mais un jour, qui n'est pas encore éloigné, une des deux colombes a pris son vol, et elle n'est pas revenue dans l'arche domestique : Dieu l'appelait, à son tour, à fonder une famille. Sans doute, les liens d'amour n'ont pas été rompus, ils se sont même multipliés, par les bénédictions répandues sur le foyer nouveau ; mais, n'est-il pas vrai que, depuis ce jour, vous avez éprouvé un sentiment encore inconnu de vous, celui d'un certain isolement. D'ailleurs, l'affection des parents est toujours prévoyante, et la crainte de laisser une enfant seule dans le monde, les porte à provoquer, par dévouement, une séparation qu'appréhende leur amour. Mais que de difficultés commencent, que de craintes, que d'hésitations ! Le succès même d'un premier choix rend plus difficile, car on veut assurer à chaque enfant d'égales perspectives de bonheur ! Eh bien, « le Seigneur a jeté un regard sur vous, enfant désormais unique, » et parce que vous avez été généreuse, en acceptant la maternité à l'égard d'une petite orpheline, vous savez que vous pouvez compter sur la reconnaissance du père et sur l'amour de l'époux : il a gardé assez de jeunesse de cœur, assez de chaleur d'affections pour répondre dignement à votre tendresse virginale : vous connaissez sa vie d'actif labeur, de christianisme pratique, le désir qu'il a de vous rendre heureuse ; n'y a-t-il pas là des compensations solides, qui vous dispensent de chercher des perspectives, plus brillantes peut-être, mais moins assurées ? Ah oui ! nous pouvons le répéter avec confiance, Dieu va unir deux cœurs qui se sont si vite et si bien compris : il vous tire d'un isolement, présent pour l'un, toujours possible pour l'autre, *misertus es duobus unicis*, et il veut que vous puissiez ainsi « lui rendre de plus amples actions de grâces, » *fac eos plenius benedicere te.*

Et vous tous, parents et amis, n'est-ce pas là ce que vous êtes venus demander pour ces deux époux que vous entourez de vos précieuses sympathies ; c'est-à-dire que l'abondance des bénédictions divines, en s'accumulant sur leurs têtes, leur fasse une douce obligation « de bénir Dieu plus pleinement » *fac eos plenius benedicere te.* Oui, que la grâce du sacrement descende dans leurs âmes bien préparées, que la fidélité et la pudeur soient les gardiennes de leur amour, que la foi leur fasse goûter les mêmes cosolations et les mêmes espérances, que leur foyer béni voie surgir des rejetons, objet d'une égale tendresse, et que leur vie, en se prolongeant heureusement sur terre, s'épanouisse dans les joies célestes où ils pourront alors bénir Dieu, par une louange parfaite et immortelle : c'est ce que je leur souhaite et à vous tous. *Ainsi soit-il.*

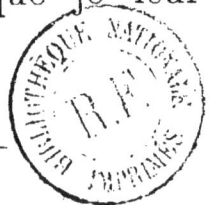

2267 —IMP. J. COURTIER

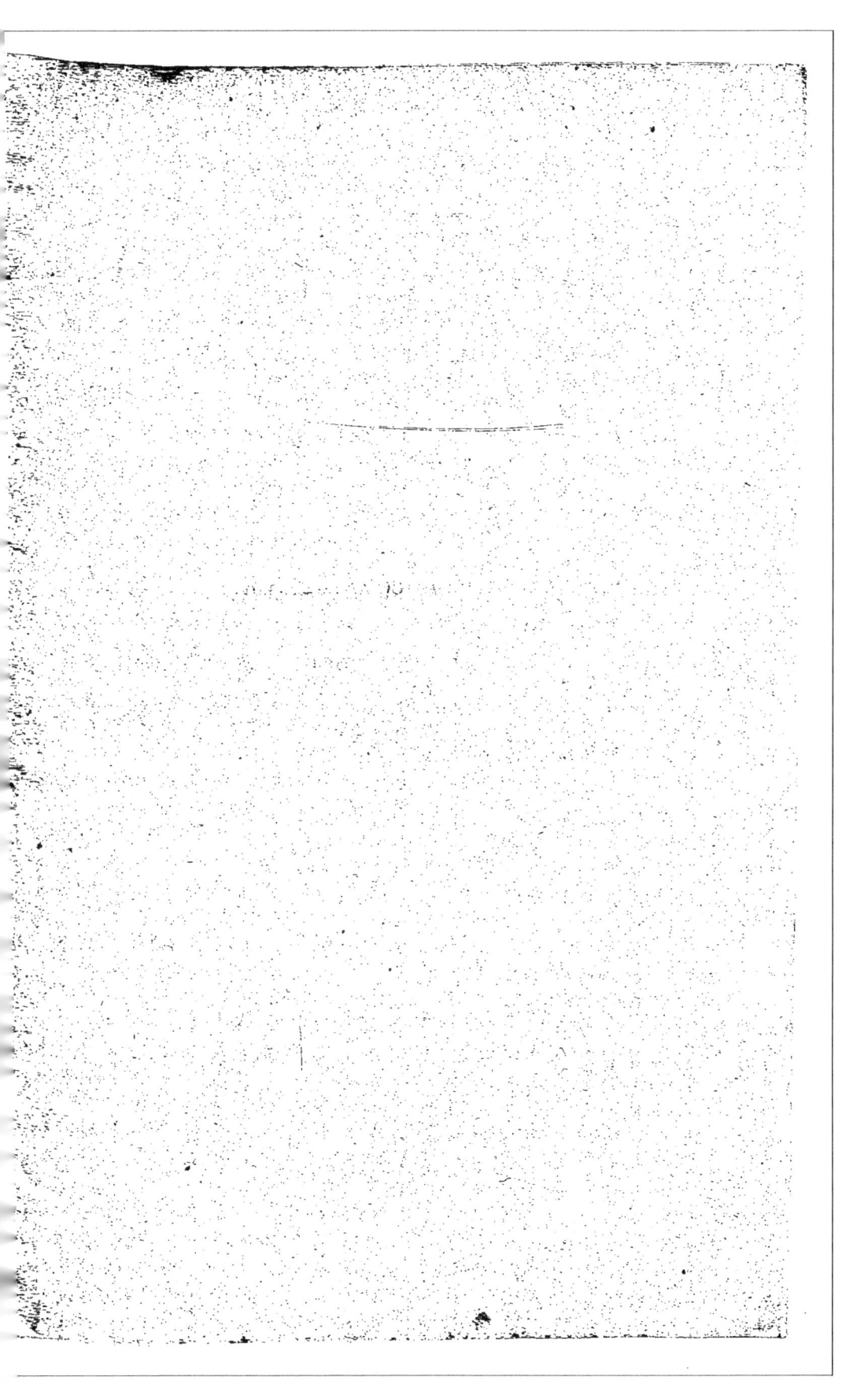

www.ingramcontent.com/pod-product-compliance
Lightning Source LLC
Chambersburg PA
CBHW050416210326

41520CB00020B/6630